Wunibald Müller

Kann denn Liebe Sünde sein?
Spiritualität & Sexualität

Wunibald Müller

Kann denn Liebe Sünde sein?

Spiritualität & Sexualität

benno

Dieses Buch entstand in Zusammenarbeit mit der Katholischen Akademie des Bistums Dresden-Meißen und dem St. Benno Gymnasium Dresden. Dem Buch liegt der gleichnamige Vortrag aus der Veranstaltungsreihe Spuren. Suche. Gott. anlässlich des 25-jährigen Jubiläums des „Komm und sieh"-Kurses zugrunde.

Katholische Akademie
Bistum Dresden-Meißen

ST.-BENNO-GYMNASIUM

Bibliografische Information der Deutschen Nationalbibliothek
Die Deutsche Nationalbibliothek verzeichnet diese Publikation in der Deutschen Nationalbibliografie; detaillierte bibliografische Daten sind im Internet über http://dnb.d-nb.de abrufbar.

ISBN 978-3-7462-5882-9

Umschlaggestaltung: Rungwerth Design, Düsseldorf
Umschlagabbildung: Gustav Klimt, Der Kuss
Gesamtherstellung: Kontext, Dresden (A)

Inhalt

Hinführung 7

Teil I
Für einen Perspektivenwechsel in der Bewertung menschlicher Sexualität 10
Statt eine Sexualität viele Sexualitäten 11
Die negative Sichtweise von Sexualität im christlichen Kontext 13
Die menschliche Sexualität – ein Geschenk Gottes 14
Eine normale Entwicklung der menschlichen Sexualität fördern 17
Ein ganzheitliches Bild von Sexualität würdigen 20
Sexualität und die Erfahrung von Lust 24
„Man muss immer die Person anschauen“ 28

Teil II
Intimität, Liebe und Sexualität 34
Vom starken Verlangen nach Intimität 35
Fähig sein für Intimität 36
Körperliche, emotionale, sexuelle, spirituelle Intimität 38
Innige, tiefe Beziehungen 41

Intimität und Sexualität 43
Intimität und Liebe 45

Teil III
Eros, Agape, Ekstase und Sexualität 50
Eros und Sexualität 51
Eros und Agape 52
Hingabe und Ekstase 55
Mein Herz geben 58

Teil IV
Spiritualität und Sexualität 60
Ich suche den, den meine Seele liebt 61
„Er küsse mich mit dem Kusse seines Mundes“ 63
Eros und Spiritualität 65
„Entflammt von Liebessehnen“ 66
Vom Geschmack des Göttlichen 70
Das Herz unseres Geheimnisses 72
In die Welt des Geheimnisvollen eintauchen 75
Lust auf Gott 77

Anmerkungen 79
Weiterführende Literatur 80

Hinführung

„Liebe und tu, was du willst“, schreibt der heilige Augustinus in seinen Bekenntnissen. An dieses Zitat musste ich beim Titel dieses Buches sofort denken. Man mag diesen Worten des Augustinus sofort gerne zustimmen. Doch, so werden manche fragen, gilt das auch für die menschliche Sexualität und sexuelles Verhalten?

Ich versuche jedenfalls, in meinen Ausführungen eine Sichtweise von Sexualität aufzuzeigen, die nicht bei der Sünde anfängt, sondern bei der Freude, Schönheit und Erfüllung, die mit Sexualität einhergehen kann, wenn dabei die Liebe nicht außen vor bleibt.

Wenn ich von Sexualität spreche, habe ich die unterschiedlichen Erfahrungsweisen und Funktionen von Sexualität im Blick. Auch geht es mir darum, ein breiteres Verständnis von Sexualität zu vermitteln, bei dem die Bedeutung, die Intimität, Lust, Liebe, Eros, Agape und Hingabe im Zusammenhang mit der menschlichen Sexualität haben, gewürdigt wird.

Schließlich will ich auf das Thema Spiritualität und Sexualität eingehen und Mut machen, die uns in

unserer Sexualität gegebenen Möglichkeiten zu nutzen, die zu einer Vertiefung unserer Beziehung zu Gott beitragen können.
Ob es mir gelingt, dabei etwas von dem Geheimnis von Spiritualität und Sexualität zu lüften, zugleich aber auch etwas von dem Geheimnisvollen, das ihnen eigen sein kann, neu zu entdecken, muss ich dem werten Leser, der werten Leserin überlassen[1]. Denn, so meine Überzeugung, alle Bemühungen, unsere Sexualität, aber auch unsere Spiritualität zu erklären, bleiben unvollständig. Erst die eigene Erfahrung vermag etwas von der Tiefe und dem Geheimnisvollen, das mit ihnen einhergeht, zu vermitteln.
Die katholische Kirche in Deutschland befindet sich augenblicklich auf einem Synodalen Weg, bei dem auch die bisherige Sichtweise der Kirche zur menschlichen Sexualität neu bewertet und gegebenenfalls korrigiert werden soll. Meine Ausführungen verstehen sich vor diesem Hintergrund auch als Anregungen für diesen notwendigen Prozess. Doris Reibert danke ich dafür, dass sie sich mit ihren Gedichten noch einmal auf eine andere Weise dem Geheimnis von Spiritualität und Sexualität nähert. Mein Dank geht auch an Jürgen und Claudia Leide für ihre Einladung, in Dresden den Vortrag zu halten, auf den der vorliegende Text aufbaut. Frau

Dr. Stefanie Heckl vom St. Benno Verlag danke ich für die unkomplizierte und für mich sehr hilfreiche Zusammenarbeit.

Wunibald Müller

Teil I

Für einen Perspektivenwechsel in der Bewertung menschlicher Sexualität

Man muss immer die Person sehen. Wir treten hier in das Geheimnis der Person ein.
Papst Franziskus

Statt eine Sexualität viele Sexualitäten

Ich bin in einer Zeit aufgewachsen, in der – so zumindest der Anschein – hinsichtlich der menschlichen Sexualität alles klar war. Da gibt es den Mann und es gibt die Frau. Die Sexualität fand zwischen den beiden statt. Natürlich nur dann, wenn die beiden verheiratet waren. In der katholischen Kirche gilt offiziell nach wie vor: Nur die Sexualität in der Ehe ist moralisch betrachtet gut. Sie steht im Dienst der Fortpflanzung und soll zur Vertiefung der Beziehung der Ehepartner beitragen.
Von einer solchen Einstellung geht zunächst einmal, wenn man für einen Moment bereit ist, vieles andere auszuklammern, eine positive Botschaft aus. Die Sexualität ermöglicht neues Leben und sie unterstreicht die Liebe zweier Menschen. Ihr wird ein hoher Wert zugeschrieben, der verlangt, respektvoll und verantwortungsbewusst mit ihr umzugehen.
Doch wenn ich den Blick weite und die gegenwär-

tige gesellschaftliche Wirklichkeit ernst nehme, begegnet mir eine Fülle von Sexualitäten. Unter ihnen stellt die Sexualität zwischen Mann und Frau, die in einer Ehe miteinander leben, nur eine Form dar. Wie steht es aber um die Frauen und Männer, die ihre Sexualität außerhalb der Ehe leben und auch leben wollen? Was hat die Kirche ihnen zu sagen? Ja, hat die Kirche ihnen überhaupt etwas dazu zu sagen?

In einer Zeit, in der die menschliche Sexualität oft banalisiert und missbraucht wird, ist es dringend nötig, die der menschlichen Sexualität zukommende Würde, Einzigartigkeit, das ihr eigene Geheimnisvolle zu schützen. Die Kirche könnte von der biblischen und spirituellen Tradition her potenziell Anwältin einer achtsam und würdevoll gelebten Sexualität sein. Doch in den Augen vieler wird sie als eine Institution gesehen und erlebt, der man als letzte zutraut, eine solche Anwältin zu sein. Sie ist für viele nicht mehr als eine Spielverderberin, die den meisten Menschen die Sexualität verweigert oder die Sexualität schlechtredet.

Die negative Sichtweise von Sexualität im christlichen Kontext

Die Sichtweise der christlichen Kirchen von der menschlichen Sexualität hat sich über viele Jahrhunderte entwickelt. Sie fußt auf Erkenntnissen, Quellen und Erfahrungen, die ganz unterschiedlicher Natur sind und die hinsichtlich ihrer Aussagekraft eine unterschiedliche Bedeutung haben. Man denke etwa an die Bibel und die zahllosen kirchlichen Verlautbarungen zum Thema menschliche Sexualität.

Auch wenn es positive und wunderschöne Aussagen in der Bibel über die menschliche Sexualität gibt – man denke an das Hohelied –, wurde aus christlicher Sicht die Sexualität und die durch sie ermöglichte Lusterfahrung oft mit einem negativen Vorzeichen versehen. So verlangte etwa der heilige Augustinus die strikte Unterdrückung sexuellen Begehrens. Das betraf seiner Ansicht nach auch die Ehe, in der der Geschlechtsverkehr und die damit verbundene Lusterfahrung nur zum Zwecke der Zeugungsfunktion geduldet waren.

Die kirchliche Sichtweise von Sexualität findet bei vielen Menschen keinen Anklang. Sie wird als zu eng und lebensfremd empfunden, vor allem auch, wenn es darum geht, ob und wie jemand seine Sexualität leben darf. Dazu kommt: Was die Kirche zum Thema Sexualität sagt, findet vielfach keinen Rückhalt bei den Erkenntnissen der Humanwissenschaften[2]. Man denke etwa an die Ergebnisse der Homosexualitätsforschung, die von einigen Theologen aufgegriffen und berücksichtigt werden, in der offiziellen Lehre der Kirche aber kaum einen Niederschlag finden.

Die menschliche Sexualität – ein Geschenk Gottes

Diese Theologen und Theologinnen, aber auch Seelsorger und Seelsorgerinnen, überhaupt christliche Männer und Frauen, denen die Kirche und ihre Lehre noch etwas bedeuten, haben erkannt, dass es endlich an der Zeit ist, mit der Sexualität zu reden, statt sie in dem Turm eingesperrt zu lassen, in den man sie über viele Jahrhunderte verbannt hatte. Sie setzen sich ernsthaft mit der menschlichen Sexualität, vor allem aber mit den konkreten Menschen, die betroffen sind, auseinander. Auch nehmen sie endlich die Erkenntnisse der Humanwissenschaften zur Kenntnis und berücksichtigen diese bei ihrer Sichtweise und Bewertung der menschlichen Sexualität.

So ist es nach Ansicht des Sexualwissenschaftlers Volkmar Sigusch[3] heute normaler geworden, über Sexualität zu sprechen. Das ist auch darauf zurückzuführen, dass seit den 60er und 70er Jahren eine zunehmende Enttabuisierung der Sexualität stattgefunden hat. Die Zeiten, in denen die Aufklärungsfilme von Oswald Kolle die Kinosäle füllten, liegen lange hinter uns. Die Sexualität spielt in unserem persönlichen Leben, in der Gesellschaft, vor allem aber auch im Kommerz nach wie vor eine große Rolle.

Doch die Bedeutung und Gestaltung der Sexualität haben sich verändert und verändern sich ständig. Assoziierte man früher, so Volker Sigusch[4], Sexualität unter anderem vorwiegend mit Trieb, Heterosexualität, Nachwuchs, so ist heute im Zusammenhang mit der Sexualität oft von innerer Treue, Selbstliebe, Geschlechterdifferenz die Rede. Stand bei der „alten" Sexualität die Befreiung von altem Denken im Vordergrund, geraten bei der „neuen" Sexualität auch Krankheiten, Traumatisierungen, Gewalt, die mit Sexualität einhergehen können, in den Blick.

Will die Kirche beim Thema Sexualität mitreden können, muss sie das beherzigen, also wirklich mit der Sexualität und den Menschen, die es betrifft, ins Gespräch zu kommen. Auch muss sie in einen ernsthaften Dialog mit den Wissenschaften treten, die sich mit der menschlichen Sexualität von ganz unterschiedlichen Perspektiven her befasst haben. Tut sie das, wird sie vielleicht mit der Zeit nicht länger von den meisten als inkompetent betrachtet, sobald es um das Thema Sexualität geht. Auch hat dann, was sie an Hilfreichem und Bereicherndem zur menschlichen Sexualität zu sagen hat, eher eine Chance, gehört zu werden.

Wenn ich mich dafür ausspreche, übersehe ich nicht die Schattenseiten von Sexualität, wenn Sexualität ausgebeutet, banalisiert, entseelt wird. Das darf man nie vergessen oder übersehen. Es sollte aber die Kirche nicht davon abhalten, zunächst einmal unvoreingenommen sich mit der menschlichen Sexualität auseinanderzusetzen, sich kundig zu machen, welche Rolle sie in unserem Leben spielt, und dabei vor allem den Blick über den eigenen Tellerrand zu wagen. Gerade weil eine Pervertierung der Sexualität verhindert werden soll, ist es notwendig, sich ernsthaft, realistisch, erwachsen, allumfassend mit der menschlichen Sexualität auseinanderzusetzen.

Also fangen wir an, über unsere Sexualität zu reden, sie ernst zu nehmen, ihr ins Gesicht zu schauen. Dann aber müssen wir damit beginnen, zunächst einmal zu würdigen, dass Gott uns mit unserer Sexualität eine Kraft verliehen hat, die mit zu dem

Schönstem gehört, was er uns schenken konnte. Hinter unserer Sexualität, so Hildegard von Bingen, steht nicht der lüsterne Satan, sondern die Kraft der Ewigkeit. Diese Schöpferkraft gilt es zu bejahen und so in unserem Leben zur Entfaltung zu bringen, dass sie zu einer Bereicherung unseres Lebens beiträgt. Unsere Sexualität kann unser Leben schöner machen.
Eine christliche Sichtweise der menschlichen Sexualität, die die Menschen und ihre Wirklichkeit wirklich erreichen will, sollte daher darauf abzielen, sie dabei zu unterstützen, ihre Sexualität auf eine Weise zu leben und zu erfahren, die ihr Leben bereichert. Die Menschen sollten die Freuden, die ihnen Gott mit diesem Geschenk ihrer Sexualität bescheren will, tatsächlich erfahren dürfen.

Eine normale Entwicklung der menschlichen Sexualität fördern

Wir würdigen dieses Geschenk, das Gott uns mit unserer Sexualität gemacht hat, indem wir unsere Sexualität bejahen, sie dankbar annehmen. Das ist auch eine wichtige Voraussetzung dafür, dass sich unsere Sexualität entfalten kann. Lehnen wir dagegen unsere Sexualität ab oder verdrängen wir

sie, besteht die Gefahr, dass sie sich nicht normal entwickelt. Sie bleibt dann wie ein unentwickeltes Negativ, wie wir es von einem nicht entwickelten Film her kennen. Ihr geht die Farbenpracht und Lebendigkeit ab, die bei einem entwickelten Film zum Ausdruck kommt. Das grundsätzliche Potenzial, das in unserer Sexualität steckt, kommt dann nicht zur Entfaltung. Der Beitrag, den sie für eine Bereicherung unseres Lebens leisten könnte, wird dadurch beeinträchtigt oder ganz unmöglich gemacht.
Um das zu verhindern, sollten wir in der Zeit der Pubertät, wenn sich unsere Sexualität in besonderem Maße regt, uns darüber freuen und die sexuellen Gefühle, die wir zum ersten Mal oder verstärkt spüren, willkommen heißen und genießen. Sie stellen eine Bereicherung unseres Lebens dar. Sie tragen dazu bei, dass unser Leben schöner, bunter, aufregender wird. Das aber ist doch nicht etwas, dem wir uns verweigern sollen, so sehr uns diese Gefühle anfangs vielleicht auch verwirren mögen. Was hier bei uns passiert, ist vielmehr etwas Wunderbares. Damit es etwas Wunderbares bleibt, ist es wichtig, uns mit diesen Gefühlen vertraut zu machen und anzufreunden. Wir sollten uns mit ihnen wohlfühlen. Das kommt uns auch zugute, wenn wir nach der Pubertät immer klarer für uns herauszufinden müssen, ob wir heterosexuell, homosexuell, bisexu-

ell oder transsexuell sind. Hier sollten wir uns auch nichts vormachen und, sind wir uns im Klaren darüber, wie unsere sexuelle Orientierung ausgerichtet ist, diese annehmen. Das gilt auch, wenn wir homosexuell empfinden. Denn unsere homosexuellen Gefühle berühren ebenso, wie das für heterosexuelle Gefühle gilt, den Kern unseres inneren Lebens. Wer daher vorgibt, diese homosexuellen Gefühle nicht zu haben, obwohl er sie hat, tut so, als könne er ohne Herz leben[5]. Dann aber schneidet er sich von der Quelle ab, aus der seine innigsten Gefühle, unter ihnen seine Liebe, seine Leidenschaft und seine Hingabe, gespeist werden.
Die Annahme unserer Sexualität, die bewusste und realistische Auseinandersetzung damit, ist auch eine wesentliche Voraussetzung dafür, dass wir über unsere Sexualität, wie wir mit ihr umgehen, wie wir sie leben und gestalten, verfügen können. Das verlangt von uns, uns mit unserer Sexualität vertraut zu machen, um ihre Macht zu wissen. Wir müssen in einer gewissen Weise unsere Sexualität besitzen, sie als einen Teil von uns verstehen und uns ihr gegenüber in Verantwortung sehen. Es liegt an uns, wie wir unsere Sexualität leben. Dafür ist es notwendig, dass wir unsere Sexualität beherrschen und nicht unsere Sexualität uns beherrscht.

Ein ganzheitliches Bild von Sexualität würdigen

Von welch großer Bedeutung eine normale Entwicklung und Entfaltung unserer Sexualität ist, wird uns bewusst, wenn wir uns vergegenwärtigen, was alles zu unserer Sexualität gehört und welche unterschiedlichen Funktionen ihr zugeschrieben werden können. Welch ein Reichtum aber begegnet uns, wenn wir dieses Geschenk, das uns Gott mit unserer Sexualität gemacht hat, auspacken?

Wir werden feststellen, dass Sexualität natürlich zunächst einmal Sex ist. Beim Sex geht es unter anderem darum, was uns sexuell erregt und wie wir uns sexuell verhalten. Sexualität meint aber auch das, was wir aus Sex machen. Wie wir unser erotisches Verlangen und sexuelles Verhalten mit Sinn füllen, wie wir unsere Sexualität zu etwas Einzigartigem machen.[6]

Schauen wir auf die Funktionen unserer Sexualität, dann hat sie unbestritten eine Fortpflanzungsfunktion. Jeder und jede von uns schuldet sein Dasein der Tatsache, dass sich irgendwann die Lücke zwischen unseren Eltern geschlossen hat. Das ist etwas Einzigartiges und unendlich Kostbares, über das wir nie genug staunen können. Allein, es wäre eine Vereinfachung, die Funktion unserer Sexualität darauf zu reduzieren.

Die Sexualität führt Menschen zusammen, bahnt den Weg für eine Beziehung. Sie hat eine kommunikative Funktion. Etwas in der anderen Person zieht mich an, weckt in mir ein Begehren. Alles in mir sehnt sich nach ihr. Ich will ihr nahe sein. Will sie berühren, ihrer inne werden, sie auf eine ganz tiefe Weise kennenlernen. Das hebräische Wort für erkennen *jadah* verdeutlicht das, indem es das sexuelle Erkennen mit einbezieht.
Auch was wir als Verliebtsein erleben, hat viel mit unserer Sexualität zu tun. Alles in uns ist in diesem Zustand von der anderen Person eingenommen. In seiner Novelle *Die Leiden des jungen Werther* lässt uns Johann Wolfgang von Goethe daran teilhaben, wie sehr eine solche Erfahrung Besitz von uns ergreifen kann.

Bauchkribbeln

Bauchkribbeln
wenn ich DIR begegne
Kann es denn sein
dass Du mich liebst
Du mich meinst
als die
die ich wirklich bin?

Nicht die
die ich manchmal vorgebe zu sein
nein die
die ich im Innersten bin

Bauchkribbeln
bei dem Gedanken
dass es das wirklich gibt
es Einen gibt
der mich uneingeschränkt liebt

In meiner Seelenlandschaft
entzünden sich tausend kleine Freudenfeuer
leuchten und wärmen
In meinem innersten Seelengarten
tanzen die Schmetterlinge
von Blüte zu Blüte

Bauchkribbeln
weil DU mich liebst
und liebst
und liebst ...
Und nie werde ich es fassen können

Doris Reibert

Unsere Sexualität macht sich auch auf eine sublime Weise in unserem Verlangen und Sehnen nach der Erfahrung von Wärme, Nähe, Intimität bemerkbar. Sexualität entdecken wir in unserem Eros und seinem Verlangen, unser Leben zu verschönern, bunter und aufregender zu machen. Eros weitet die sexuelle Erfahrung, lässt sie uns als Schöpfungswonne erfahren. Eros bringt Farben, Geschmack in unser Leben. Eros sprengt den üblichen Rahmen, wie wir das ja auch in der sexuellen Begegnung erfahren dürfen. Die belebende und sinnliche Erfahrung, die mit Eros einhergeht, gilt es zu bejahen.
In unserer Sexualität steht uns schließlich ein Transzendenzpotenzial zur Verfügung, das es uns möglich macht, über uns selbst hinauszuschreiten, wie wir es in sexuellen und mystischen Erfahrungen als Ekstase erleben dürfen. Das kann so weit gehen, dass wir bei diesem ekstatischen Erleben das Gefühl haben, das Absolute zu berühren. Unsere Sexualität kann dann auch eine wichtige Quelle für spirituelle Erfahrungen sein.
Die Sexualität ist, wie wir sehen, eine faszinierende Kraft, die uns, so Anselm Grün, zum Leben und zur Liebe antreibt. Wer daher versucht, seine Sexualität zu stoppen, sie aus seinem Leben hinauszutreiben, läuft Gefahr, dabei auch die Kraft zu verlieren, die ihn dazu antreibt zu leben, zu lieben, sich hinzu-

geben, über sich hinauszuschreiten. Personen dagegen, die mit ihrer Sexualität in Berührung sind, sie als eine vitale Kraft erfahren und zulassen, spüren viel Feuer und Leidenschaft. Sie können diese Kräfte jetzt für sich und andere auf eine konstruktive und bereichernde Weise zulassen.

Sexualität und die Erfahrung von Lust

Eine wichtige Funktion, die unsere Sexualität hat, habe ich bisher nicht erwähnt. So hat unsere Sexualität auch eine Entspannungs- und Lustfunktion. Die meisten sexuellen Kontakte finden statt, um Lust zu erfahren, und nicht, um sich fortzupflanzen. Im Unterschied zur Fortpflanzungsfähigkeit bleibt uns diese Fähigkeit, Lust zu erfahren, bis ins hohe Alter erhalten.
Es gibt viele Möglichkeiten, so der Psychotherapeut Walther H. Lechler[12], Lust zu erfahren. Man denke etwa an Einladungen oder Reisen, aber auch alltägliche Dinge wie Essen, Trinken, Gespräche oder Berührungen, bei denen unsere fünf Sinne intensiv in Anspruch genommen werden. Wenn wir die vielen Freuden, die wir im Ablauf eines Tages erleben dürfen, bewusster wahrnehmen und würdigen würden, könnten wir die sinnlichen Erwartungen, die

wir mit der Sexualität verbinden, besser verteilen. Das aber würde die Sexualität entlasten. Sie müsste nicht länger herhalten für Wünsche, die wir auch auf eine andere Weise befriedigen können. Die Sexualität wäre dann vergleichbar mit der Sahne auf dem Kuchen.

Die Erfahrung von Lust zählt jedenfalls zu den wesentlichen Erfahrungen unseres Menschseins. Dabei ist unsere Sexualität der königliche Weg, Lust zu erfahren. Auch wenn Sexualität mehr ist als Sex oder die Erfahrung von Lust, sollte man, wie das in der Vergangenheit die Kirche getan hat, die Erfahrung von Lust nicht abwerten. Lust hat einen Wert für sich. Manchen genügt das. Sie haben genau deswegen Sex, weil es ihnen Spaß macht. Es ist für sie die schönste Sache der Welt, die man nicht verzieren oder überhöhen muss.

Will die Kirche ihr Image als Spielverderberin der Freude und Lust, die mit Sexualität einhergehen können, verlieren, muss sie ein neues Verhältnis zu Genießen und Lust bekommen bis dahin, dass sie die Erfahrung von Lust als ein Geschenk Gottes begreift. Jedenfalls kann sie nicht länger von vorneherein Lust mit einem negativen Vorzeichen versehen.

Geradezu revolutionär klingen vor diesem Hintergrund Aussagen von Papst Franziskus in seiner Enzyklika *Amoris Laetitia.* Danach sollen wir die erotische Dimension der Liebe keineswegs als ein geduldetes Übel oder als eine Last verstehen, die man zum Wohl der Familie toleriert. Vielmehr sollen wir sie als Geschenk Gottes betrachten, das die Begegnung der Eheleute schöner macht. Und in der Süddeutschen Zeitung vom 11. September 2020 wird auf ein Buch verwiesen, das gerade in Italien erscheint, in dem der Papst schreibt: „Die Lust kommt direkt von Gott, sie ist weder katholisch oder christlich noch irgendetwas anderes, sie ist einfach göttlich." Bereits im Arbeitspapier mit dem Titel „Sinn und Gestaltung menschlicher Sexualität" der Würzburger Synode, die in den 70er Jahren des vorigen Jahrhunderts stattfand, wird das Erlebnis von Lust unter den existenziellen Erfahrungen, die die menschliche Sexualität uns vermittelt, ausdrücklich angeführt.

Auch Thomas von Aquin, von dem man das nicht unbedingt erwartet, sieht Lust als etwas Positives. So ist für ihn einer der Gründe dafür, Lust positiv zu bewerten, dass wir ganz in der Gegenwart leben, wenn wir etwas bewusst genießen. Man denke zum Beispiel an ein köstlich schmeckendes Eis, das wir an einem heißen Sommertag genießen. Oder wir erleben nach einem anstrengenden Tag einen wunderschönen Sonnenuntergang. Ganz im Augenblick gehen wir auf, wenn ein Mensch, der mich liebt, mich zärtlich berührt. In diesem Moment gibt es nur die Berührung und was sie in mir auslöst. Alles in mir ist davon eingenommen. Ich bin ganz da, lebe im Augenblick.

Zwei Seelen
aufbrechend
wie Knospen im Sonnenlicht des
Du
vermischen ihren zarten Duft
erfreuen einander
mit der Buntheit ihrer Lebensfarben
Zur Blüte geöffnet
stehen sie
sich zart berührend
in voller Schönheit beieinander
inniger Ausdruck
tiefer Lebensfreude

Doris Reibert

Ich hoffe, es ist mir gelungen, etwas von der Fülle an Möglichkeiten und Funktionen, die der Sexualität zugesprochen werden können, aufzuzeigen. Wenn man das alles auf sich wirken lässt, muss mancher vermutlich sein bisheriges Bild von Sexualität überdenken. Das gilt auch für die Kirche. Dabei wünschte ich der Kirche, dass sie sich von der positiven Einstellung der heiligen Hildegard von Bingen anstecken lässt. „Für sie gab es nichts Unreines in der Schöpfung, in der ungezähmte Leidenschaft und zärtliche Sehnsucht, körperliche Lust und geistige Höhenflüge, die Freude am Partner und der Verzicht auf erotische Erfüllung um des Himmelsreiches willen ihren Platz hatten."[7]

„Man muss immer die Person anschauen"

Als Theologe und Psychotherapeut habe ich mich schon seit vielen Jahren mit dem Thema Sexualität aus einer theologischen, psychologischen und spirituellen Sicht befasst. Dabei ist mir klar geworden, dass neben den biblischen und kirchlichen Dokumenten zum Thema Sexualität sowie den Erkenntnissen der Humanwissenschaften über die menschliche Sexualität dem konkreten Menschen ein besonders hoher Stellenwert zukommt. Erst wenn der konkrete Mensch in den Mittelpunkt gerückt wird, kann ich etwas über die menschliche Sexualität und den rechten Umgang damit sagen, das vor der menschlichen Wirklichkeit bestehen und einen Beitrag zur Bereicherung unseres Lebens leisten kann.
Wenn ich mich daran halte, zeigt sich sehr schnell,

wie einschränkend es ist, Sexualität nur in ihrer Fortpflanzungsfunktion oder als eine Erfahrung zu würdigen, die die eheliche Beziehung bereichert. Denn die Sexualität hat, wie ich aufgezeigt habe, auch wichtige andere Funktionen in unserem Leben. Sie stellt ein wesentliches Potenzial unseres Menschseins dar, das es gilt, so in unser Leben zu integrieren, dass es zu einer Bereicherung unseres Lebens beiträgt. Das aber hängt nicht von der jeweiligen sexuellen Identität ab. Es hängt davon ab, wie wir unsere Sexualität gestalten, in welchem Kontext, in welcher Gesinnung wir unsere Sexualität leben.

Das aber verlangt von der Kirche Zurückhaltung, wenn es darum geht, was bezogen auf unsere Sexualität richtig oder nicht richtig, geordnet oder ungeordnet ist. Eine Zurückhaltung, die die Kirche sich nicht auferlegt, wenn sie zum Beispiel die homosexuelle Orientierung als objektiv ungeordnet bezeichnet und damit sagen will, dass sie nicht der Naturordnung entspricht. Hier besteht die Gefahr, dass die Kirche die mögliche Vielfalt, die Gott uns geschenkt hat, aus einer Perspektive beurteilt, die sie zur Norm erklärt, mit dem Ergebnis, dass sie die Vielfalt als Mangel erklärt.

In der katholischen Kirche gilt offiziell nach wie vor: Die sexuelle Lust kann ausschließlich in der Ehe genossen werden. Die Sexualität steht im Dienst der

Fortpflanzung und soll zur Vertiefung der Beziehung der Ehepartner beitragen. Von nicht verheirateten heterosexuellen und homosexuellen Personen wird erwartet, dass sie sexuell abstinent leben[8]. Das ist eine Position, die viele, ja, die meisten Männer und Frauen außen vor lässt. Will die Kirche auch sie ansprechen, muss es zu einem Perspektivenwechsel kommen, wenn es um die Frage geht, wie ein Christ, ein Katholik, sich sexuell richtig verhalten soll.

Ich plädiere daher dafür, bei der Beantwortung dieser Frage von dem grundsätzlichen Potenzial unserer Sexualität und ihren vielen unterschiedlichen Funktionen her auszugehen und zu denken. Es gibt dieses Potenzial unserer Sexualität. Die unterschiedlichen sexuellen Identitäten sind dabei Ausprägungen dieses Potenzials. Dieses Potenzial der Sexualität gilt es, verantwortlich und auf eine Weise zu leben, die zu einer Bereicherung unseres Lebens beträgt. Dabei ist die Liebe ein entscheidendes Kriterium ganz im Sinne des anfangs erwähnten Zitats von Augustinus: „Liebe und tu, was du willst."

Bei einem solchen Perspektivenwechsel finde ich Unterstützung in dem, was Papst Franziskus mit Blick auf die Beurteilung homosexueller Menschen geäußert hat: „Sag mir: ‚Wenn Gott eine homosexuelle Person sieht, schaut er diese Existenz mit Liebe an oder verurteilt er sie und weist sie zurück?‘ Man muss immer die Person anschauen. Wir treten hier in das Geheimnis der Person ein.“[9] Wenn ich diese Einstellung von Papst Franziskus auf den Menschen an sich, unabhängig davon, welche sexuelle Ausrichtung er hat, übertrage, geht es nicht in erster Linie um die Bewertung seiner Identität, auch nicht um die Bewertung seines sexuellen Verhaltens. Es geht überhaupt in erster Linie nicht um eine Bewertung. Es geht darum, den Menschen zu sehen, ja, ihn so zu sehen, wie Gott ihn sieht.

Nun weiß ich natürlich nicht, wie Gott uns Menschen sieht. Ich kann es vermuten, wenn ich davon ausgehe, dass Gott die Liebe ist und dass für ihn diese Liebe bei seinem Blick auf die Menschen entscheidend ist. Er, so nehme ich an, sieht zuallererst den Menschen, den er geschaffen hat. Er sieht ihn von seinem Wesen her. Er begegnet ihm mit Respekt vor dem ihm innewohnenden Geheimnis. Dabei macht es für ihn keinen Unterschied, ob jemand Jude oder Christ, schwul, heterosexuell oder transsexuell ist.

Er sieht den Mann und die Frau, die ihre Sexualität im Rahmen ihrer Ehe leben, bei der sich zwei Menschen füreinander entscheiden mit dem Versprechen zusammenzuleben, „bis das der Tod uns scheidet“. Er sieht sie mit ihren Stärken und

Schwächen. Gott sieht die Männer und Frauen, die ihre Sexualität in Partnerschaften leben, ohne verheiratet zu sein. Gott sieht die Personen, die schwul sind und in verbindlichen, innigen Partnerschaften leben. Er sieht die Menschen, die bisexuell oder transsexuell sind. Sie alle sieht er und schaut dabei auf sie mit einem liebenden Blick. Er sieht dabei „nicht auf das, worauf der Mensch sieht. Der Mensch sieht, was vor den Augen ist, der Herr aber sieht das Herz" (1 Samuel 16,7).

Also versuchen wir – und ich meine damit auch die Kirchen –, es Gott gleichzutun und unsere Mitmenschen, egal ob sie heterosexuell, homosexuell oder transsexuell sind, mit den Augen Gottes zu sehen. Wenn wir dabei wie Gott den liebenden Blick auf sie durchhalten, werden wir immer mehr in das Geheimnis dieser Personen eintreten und dabei ihre Sehnsucht nach Liebe entdecken und das Bemühen, diese Liebe zu leben und zu erfahren. Wir werden dabei auch recht schnell in ihnen uns selbst mit unserer Sehnsucht nach Liebe entdecken. Wir würdigen dann ihre Bemühungen, auf eine verantwortliche und ihr Leben bereichernde Weise ihre Sexualität zu leben. Wir werden dann auch hoffentlich großzügig mit ihnen umgehen, wo sie Fehler machen, da wir auch hier wohl auf Parallelen zu unseren eigenen Unzulänglichkeiten stoßen werden.

Entscheidend ist, dass wir, dass die Kirche sich durch nichts davon abhalten lässt, tiefer zu sehen, um dabei in das Geheimnis dieser Personen eintreten zu können. Gott mag das leichtfallen. Für uns Menschen, die Kirche, kann das zu einer großen Herausforderung werden. Verlangt das doch, gegen alle Vorurteile und Vorbehalte diesen liebenden Blick durchzuhalten, um schließlich irgendwann, wenn wir die Vorurteile und Vorbehalte hinter uns gelassen haben, in das Geheimnis der jeweiligen Personen einzutreten. Das kann Schwerstarbeit bedeuten, bis wir so weit sind. Aber es lohnt sich.

Diesen liebenden Blick Gottes entdecke ich auch in den jüngsten Äußerungen von Papst Franziskus zu gleichgeschlechtlichen Partnerschaften. So wird er in dem Dokumentarfilm „Francesco“ des russischen Regisseurs Jewgeni Afinejewski mit den Worten zitiert: „Homosexuelle Menschen haben ein Recht darauf, Teil der Familie zu sein.“ Und: „Was wir benötigen, ist ein Gesetz, das eine zivile Partnerschaft ermöglicht.“ Solche Worte hat man bisher noch nie von einem Papst gehört. Sie lassen hoffen, dass in der Lehre der Kirche über die menschliche Sexualität der so notwendige Schritt hin zu einer Theologie der Liebe konsequent fortgeführt wird.

Teil II

Intimität, Liebe und Sexualität

Das sexuelle Zusammensein ist
die höchste Form von Intimität,
die an Fülle und Reichtum
nicht zu überbieten ist,
die für zwei Menschen
in einer Begegnung möglich ist.
Rollo May

Vom starken Verlangen nach Intimität

Als ich vor einigen Jahren ein Buch mit dem Titel „Intimität. Vom Reichtum ganzheitlicher Begegnungen“ schrieb, meinten manche, ich hätte ein Buch über Sexualität geschrieben. Ich entgegnete ihnen, ich habe ein Buch über Intimität geschrieben. Intimität kann auch in der Sexualität eine Rolle spielen. Sie kann aber nicht darauf reduziert werden.
Ein anderes Wort für Intimität ist Innigkeit. Genau darum geht es aber bei der Erfahrung von Intimität: in eine innige Beziehung zu sich selbst, zu anderen Menschen, zur Natur, zu Gott zu treten. Also nicht nur oberflächlich, sondern von innen her sich und anderen zu begegnen.

Fähig sein zur Intimität

Fähig zur Intimität ist jene Person, die fähig ist, einer anderen Person auf ganz unterschiedliche Weise Nähe zu schenken. Es ist die Fähigkeit, in eine direkte unmittelbare Beziehung zu einem anderen Menschen treten zu können und aus der Situation heraus diesen Menschen das an innerer und äußerer Nähe zu geben, was angemessen ist. Fähigkeit zur Intimität meint außerdem, die Nähe, die mir eine andere Person schenkt, annehmen zu können. Ich habe keine Angst vor ihrer Nähe, solange sie für mich stimmt und angemessen ist, ja, erfahre sie als etwas Angenehmes und Positives.

Bin ich fähig zur Intimität, respektiere ich die Intimsphäre einer anderen Person. Hier habe ich nur Zutritt, wenn die andere Person mir das gestattet, es von ihr her erwünscht ist. Will sie meine Nähe nicht, akzeptiere ich das und bin auch dazu in der Lage, selbst wenn ich nach ihrer Nähe verlange. Ich schaue noch einmal hin, das ist ja auch die Übersetzung des lateinischen Wortes *respicere*, noch einmal hinschauen, von dem sich das Wort Respekt ableitet. Da ist mein Verlangen nach Nähe. Das ist das eine. Dort ist die Person, auf die mein Verlangen hin ausgerichtet ist. Respektiere ich die Intimsphäre der anderen Person, verlangt das von mir, gut hinzuschauen, ob die andere Person auch will, was ich will. Ich beachte dabei auch die Situation des anderen, den Kontext, in dem Nähe stattfinden soll. Ist er zum Beispiel in der Lage, frei entscheiden zu können, ob er meine Nähe will? Befindet er sich in einem Abhängigkeitsverhältnis zu mir?

Die Fähigkeit zur Intimität zeigt sich auch darin, dass ich mir der Konsequenzen bewusst bin, die meine Nähe zu einer anderen Person für mich und den anderen mit sich bringen kann. Das verlangt von mir, mich in die andere Person einfühlen zu können, ihr also nicht nur von außen her zu begegnen, sondern mich in sie hineinzuversetzen und mein Verhalten von daher bestimmen zu lassen. Es verlangt weiter von mir, mich selbst gut zu kennen einschließlich meiner Schwachstellen und Schattenseiten.

Die Fähigkeit zur Intimität zeigt sich schließlich in der Fähigkeit, meine eigene Intimsphäre schützen zu können. Ich sollte in der Lage sein, selbst entscheiden zu können, wen ich näher an mich heranlasse und wen nicht, um dann über die notwendige Kraft zu verfügen, jenen, der mir zu nahe rückt, zurückhalten zu können. Dafür ist es notwendig, dass die Tür zu meinem Inneren nur von innen geöffnet bzw. geschlossen werden kann, sodass ich entscheiden kann, wen ich hereinlasse. Eine klare Identität, wer ich bin und was ich will, verleiht mir die notwendigen Konturen, an denen der unerwünschte Eindringling abprallt. Wenn dann auch noch ein gerütteltes Maß an Selbstwertgefühl dazukommt, das es mir ermöglicht, selbstbewusst aufzutreten, spürt der andere, dass er mit mir kein leichtes Spiel hat.

Körperliche, emotionale, sexuelle, spirituelle Intimität

Die Intimität mit einer anderen Person kann ich auf unterschiedliche Weise erleben. Ich kann jemandem körperlich nahe sein, indem ich ihn umarme oder berühre. Dabei muss die körperliche Nähe keine sexuelle Komponente haben.

Emotionale Intimität entsteht, wenn ich mich mit anderen sehr persönlich über meine Hoffnungen, Träume, Befürchtungen, Sorgen austausche. Freunde, die miteinander ein gutes Essen genießen oder einen Sonnenuntergang miteinander erleben, machen tiefe, innige Erfahrungen, die sie miteinander verbinden.

Sexuelle Intimität meint den Austausch und das Mitteilen von Gefühlen, Gedanken, Fantasien und Wünschen sexueller Natur mit einem nahestehenden Menschen. Das schließt körperliche Nähe, körperlichen Kontakt und Verhaltensweisen ein, die zum Ziel haben, sexuell erregt, stimuliert und befriedigt zu werden, unabhängig davon, ob das zum sexuellen Verkehr oder der Erfahrung von Orgasmus für einen oder für beide Partner führt. Entscheidend ist, dass die sexuelle Erfahrung in eine von Innigkeit und Respekt geprägte Haltung und Atmosphäre eingebettet ist, bei der ich der anderen Person in die Augen schauen kann.

Wenn wir uns mit anderen über unsere spirituellen Gefühle und Erfahrungen austauschen, wir auf eine innige Wiese miteinander beten, Gottesdienst feiern, erleben wir spirituelle Intimität. Spirituelle Intimität kann auch in einer tief gelebten Beziehung zu Gott erfahren werden.

Der jeweilige Kontext entscheidet dabei über die Art und die *Intensität* bei der Erfahrung von Intimität. Besonders dicht ist die Intimität in einer Partnerschaft oder Freundschaft. Da gibt es den Menschen, der mich am besten kennt und den ich am besten kenne. Er kann für mich der Mensch sein, mit dem ich die größte Intimität erfahre. Dann gibt es die Intimität in einer Familie oder in einer Gemeinschaft, die von ganz unterschiedlicher *Intensität* sein kann, je nachdem, wie nah man sich ist und wie die Atmosphäre, die dort herrscht, sich dafür eignet, sich echt und offen zu begegnen.

In das tiefe Schweigen meiner Seele
bette ich die Worte der Zärtlichkeit
umhülle sie mit inniger Herzenswärme
und schöpfe aus ihnen
wie aus einem Heilsbrunnen

Doris Reibert

Intimität erfordert einen achtsamen Umgang miteinander, weil in der Erfahrung von Intimität die zarten, verwundbaren Seiten von uns angesprochen werden. Um Intimität erfahren zu können, muss ich mir Zeit nehmen. Ich meine qualitative Zeit, in der ich auch wirklich präsent bin. Manchmal wollen sich Menschen nur an der Oberfläche begegnen. Es genügt ihnen, sofern sie sonst mit dem anderen nichts zu tun haben, es dabei zu belassen. Ich muss und kann ja auch nicht mit jedem Menschen eine innige Beziehung unterhalten.

Was ich hier über Intimität sage, gilt in besonderer Weise auch für intime, sexuelle Begegnungen. Es gibt kaum eine Begegnung, bei der wir so verletzbar sind wie bei einer sexuellen Begegnung. Respekt, Achtsamkeit, Empathie, ja, einfach ein liebevolles Miteinander sind hier gefragt, soll das Zusammensein zu einem schönen, erfüllenden Erlebnis werden. So wirkt sich meine Fähigkeit zur Intimität entsprechend positiv, meine Unfähigkeit zur Intimität entsprechend negativ auf meine sexuelle Beziehung aus.

Innige, tiefe Beziehungen

In innigen Beziehungen begegnen sich nicht nur Masken und Fassaden. Ich mache keine Mördergrube aus meinem Herzen, bin vielmehr bereit, mich der anderen Person gegenüber zu öffnen, ihr Zutritt zu meiner inneren Welt zu gewähren. Echte Begegnung findet statt. Das erfordert Empathie, die Fähigkeit, in die Schuhe eines anderen Menschen treten zu können, um den anderen so sehen zu können, wie er ist. Erst wenn ich mich in den anderen einfühlen kann, kann ich in eine innige Beziehung zu ihm treten. Ich begegne meinem Gegenüber nicht nur von außen, sondern von innen. Mit der Empathie einher geht die bedingungslose Annahme, mit der ich dem anderen begegne. Sie öffnet mir den Zugang in seine innere Welt.

Die Fähigkeit zur Intimität und einhergehend mit ihr zur Empathie ist die Voraussetzung, um eine innige, tiefe Beziehung zu anderen Menschen unterhalten zu können. In tiefen, intimen Beziehungen erfahre ich Wärme, Zuneigung, Zärtlichkeit. Es sind

Beziehungen, die von gegenseitigem Vertrauen geprägt sind und in denen ich die Erfahrung mache, verstanden, angenommen und geliebt zu werden. Es sind Beziehungen, in denen man Frustrationen aushält, mit Enttäuschungen leben kann, sich aufeinander verlassen kann, miteinander Schicksalsschläge verkraftet. Sorge, Humor, bedingungslose Annahme sind Kennzeichen einer solchen Beziehung. Da mir der andere wirklich etwas bedeutet, werde ich mich in einer solchen Beziehung auch auf Konflikte einlassen.

Kantate

Komm DU
spann die Saiten meiner Seele
wieder neu
Stimm sie ein auf Dich
Bring sie erneut
zum Schwingen und Klingen
Spiel die Melodie der Freude
zart und leidenschaftlich
Ich sehne mich nach Deinem Spiel
Raum genug will ich Dir geben
Klang-Raum
für Deine Töne
Darum:

Werde nicht müde mich zu berühren!
Ich will klingen –
Dir und mir zur Freude

Doris Reibert

Intimität und Sexualität

Die Fähigkeit zur Intimität ist auch eine Voraussetzung dafür, in der Sexualität dem Partner oder der Partnerin wirklich innig begegnen zu können. Erst dann wird die sexuelle Begegnung zu einem Liebesspiel, zu einem Ereignis, an dem Leib, Herz und Seele beteiligt sind, sich nicht nur die Genitalien, sondern auch die Herzen berühren. In einer solchen Begegnung sind Lust, Liebe und Respekt gleichermaßen präsent. Die Erfahrung genitaler Sexualität erhält dadurch noch einmal eine ganz andere Dimension und kann dabei eine geradezu königliche Weise sein, bei der unser tiefes Verlangen nach Intimität erfüllt wird.

Die bekannte, inzwischen verstorbene Psychologin Virginia Satir meinte, dass Partner, die sexuelle Probleme haben, zunächst einmal darauf achten müssen, dass sie sich emotional verstehen. Wenn es von Herz zu Herz nicht stimmt, dürften sie sich nicht wundern, wenn es im sexuellen Bereich nicht klappt.

Manchmal bedarf es eines reinigenden Gewitters, damit die Zuneigung zueinander wieder fließen kann. So kann ein Konflikt, dem wir uns stellen, dazu beitragen, dass man sich wieder näherkommt, statt aneinander vorbeizulaufen. Mir ist das bei einem Workshop mit Laura Perls, der Frau von Fritz Perls, mit dem sie zusammen die Gestalttherapie konzipiert hat, aufgefallen. Ich sehe sie vor mir, als wäre es gestern gewesen: Sie klatscht in die Hände und fragt: „Was haben Sie gehört?“ Einen Knall, ist die Antwort. Manchmal, so erklärt sie den Grund ihrer Demonstration, muss es zwischen zwei Menschen knallen, damit sie sich wieder nahekommen. Sie sich berühren, wie die Hände sich berühren, wenn man in die Hände klatscht. Viele, so fährt sie fort, umgehen den Knall, weichen dem Konflikt aus, arrangieren sich mit der ungeklärten Situation, entscheiden sich dafür, ohne wirklichen Kontakt nebeneinanderher zu gehen oder gar, sich aus dem Weg zu gehen.

Für mich ist das ein Beispiel dafür, wie sehr unsere Sexualität auch mit unseren Gefühlen, die ja auch Ausdruck unseres Innersten sind, verwoben ist. Die Sexualität führt also nicht getrennt von uns, gar abgespalten von uns, ein Eigenleben. Jedenfalls nicht die Sexualität, die uns wirklich erfüllt und zu einer Bereicherung unseres Lebens, zu einer Vertiefung unserer Beziehung beiträgt. Es gibt Umstände und Bedingungen, die sich entsprechend positiv oder negativ auf unsere Sexualität auswirken. Jedenfalls berichten Männer und Frauen, wie besonders schön sie ihre sexuelle Begegnung erlebt haben, nachdem es zuvor zwischen ihnen geknallt hatte, da sie dadurch wieder in Berührung miteinander gekommen sind. Im Unterschied zu anderen, die ihren Konflikt vor sich herschieben, wodurch aber etwas zwischen ihnen steht, das sich in vielen Bereichen, und da auch dem sexuellen, als Blockade erweist und sie sich so arrangieren, dass sie aneinander vorbeigehen.

Intimität und Liebe

Damit eine Beziehung von echter Intimität geprägt ist, muss diese Beziehung in die Tiefe gehen und in die Tiefe hineinwirken. Sie muss die Oberfläche durchbrechen. Die Beziehung muss dann unser Herz und unsere Seele erreichen. Ist dies aber der Fall, hat der andere einen Platz in mir, kann ich ihn nicht einfach abschütteln, wenn es mir zu eng wird. Er berührt mich, bedeutet mir etwas. Ich sorge mich um ihn. Sorge aber ist mehr als Sentimentalität, mehr als ein flüchtiges Gefühl. Sorge ist verbindlich, konsequent, nachhaltig.

Ein anderes Wort für Sorge ist Liebe. Ist eine Beziehung wirklich mehr als eine Instant-Beziehung, die darin gelebte Intimität nicht nur Schein, sondern echt, dann gibt es in einer solchen Beziehung das Band der Liebe, eine Verbindung, die mit Konsequenzen verbunden ist. Ich bin für den anderen in schönen und in schwierigen Phasen da.
Es ist die Konkretheit und Wirklichkeit, zu der der Alltag, die Pflicht, die Treue gehören, die entscheiden, ob es sich um echte Intimität handelt. Wahre Intimität blüht auf in der Wirklichkeit. Sie nährt, vermittelt Halt, kennt Solidarität, Verzicht – wegen dir, für dich! Wahre Intimität lässt Menschen miteinander durch dick und dünn gehen. Sie ist nicht darauf aus, dass es „knallt", weicht dieser Möglichkeit aber auch nicht aus. Wahre Intimität ist keine Eintagsfliege. Sie kennt Ausdauer und Geduld.

Lebensraum

Spürst du die zärtliche Kraft
wenn unsere Seelen sich berühren?
Fühlst du den weiten warmen Raum
in den wir dann eintreten?
Siehst du das Licht in uns aufbrechen?
Es ergreift unsere Herzen
Es spiegelt sich in unseren Augen

und sein Leuchten setzt sich fort
von Atemzug zu Atemzug
von Stunde zu Stunde
von Tag zu Tag

Nie werde ich Worte finden
DIR
zu danken
für diesen lichtwarmen Raum
mit dem
DU
meiner Seele das Leben schenkst

Doris Reibert

Der Renaissancephilosoph Marsilio Ficino schreibt: „Der einzige Hüter des Lebens ist Liebe, aber um geliebt zu werden, muss man lieben." Der Philosoph Paul Feyerabend kam wenige Tage vor seinem Tod zu der Erkenntnis: „Heute scheint es mir, dass Liebe und Freundschaft die wichtigste Rolle im Leben spielen und dass ohne sie selbst die höchsten Errungenschaften blass, leer und gefährlich seien." Es ist sicher angebracht, behutsam von Liebe zu sprechen, da wir fast zu inflationär davon reden und oft ganz Unterschiedliches darunter verstehen. Doch die Fähigkeit zu lieben, jemanden wahrhaft zu lieben, gehört zu den Voraussetzungen für dauerhafte Beziehungen. Die Fähigkeit, sich in einen anderen einfühlen zu können, ist dabei eine Grundvoraussetzung für die Fähigkeit, jemanden lieben zu können. Weiter zählt dazu, einem anderen gegenüber eine positive, annehmende Haltung einnehmen zu können, für ihn herzliche Gefühle zu empfinden, in der Begegnung mit ihm die Erfahrung zu machen, dass es einem warm ums Herz wird.

Wenn ich von Liebe spreche, weiß ich, dass Liebe sich nie zufriedenstellend definieren lässt. Einmal ist sie Sehnsucht, etwa in der Phase des Sich-Verliebens, wenn wir glauben, ohne den geliebten Menschen nicht leben zu können. Oder es ist die Sehnsucht, den geliebten Menschen am Abend wiederzusehen oder nach einer Zeit der Abwesenheit wieder in die Arme schließen zu können. Dann ist Liebe die Erfahrung von Zärtlichkeit, etwa im körperlichen Kontakt, bei der Berührung, in der Sexualität, in Worten der Liebeserklärung und der Verehrung, im achtvollen Umgang. Schließlich zeigt sich Liebe in der Sorge füreinander, in Verbindlichkeit und Loyalität. Vorraussetzung dafür sind gegenseitiges Vertrauen, das es möglich macht, sich zu öffnen, Toleranz und Empathie. Alle genannten Aspekte von Liebe spielen in den verschiedenen Phasen einer Beziehung eine unterschiedlich große Rolle, sollten aber immer präsent sein.

Man könnte endlos fortfahren aufzuzeigen, was lieben ist. Das SZ-Magazin widmet dem schönsten Gefühl der Welt, der Liebe, einen eigenen wöchentlichen Newsletter. Da heißt es von der Liebe: Sie ist aufregend, herzzerreißend, inspirierend, ermüdend, bedingungslos, und total verrückt.
Was Liebe ist, drückt immer noch auf eine einzigartige Weise das Hohelied der Liebe aus, dem wir im Neuen Testament im 1. Korintherbrief (4–7) begegnen. Da heißt es:

Die Liebe ist langmütig, die Liebe ist gütig.
Sie ereifert sich nicht, sie prahlt nicht, sie bläht sich nicht auf.
Sie handelt nicht ungehörig, sucht nicht ihren Vorteil,
lässt sich nicht zum Zorn reizen, trägt das Böse nicht nach.
Sie freut sich nicht über das Unrecht, sondern freut sich an der Wahrheit.
Sie erträgt alles, glaubt alles, hofft alles, hält allem stand.
Die Liebe hört niemals auf.

Teil III

Eros, Agape, Ekstase und Sexualität

Eros ist pulsierendes Leben,
treibende Kraft, Wärme, Feuer.
Roberto Assagioli

Eros und Sexualität

„Man verschließt und verbaut sich von vornherein den Zugang zu dem Phänomen des Eros, wenn man ihn nur mit Erotik oder gar nur mit Sexualität gleichsetzt. Der Eros hat gewiss auch ein lebhaftes Empfinden für die Freude, die aus der Begegnung von Mann und Frau entspringt, aber erschöpft sich darin in keiner Weise", schreibt Adolf Köberle[10]. Beides ist wichtig: Eros nicht mit Sexualität gleichzusetzen, gar ihn einseitig zum Beispiel mit Eros-Center in Verbindung zu bringen, zum anderen aber auch Eros als eine Kraft zu sehen, die natürlich auch in unserer Sexualität wirkt.
Zunächst hat Eros viel mit Lebendigkeit, Farbenprächtigkeit, Freude, Lust, Schönheit zu tun, um nur einige Merkmale von ihm zu nennen. Die Kraft unseres Eros entdecken wir aber auch in unserer Liebe. Dabei meine ich nicht nur die erotische Liebe. Da ist er natürlich ganz stark am Wirken. Aber auch in der Liebe, die wir in der Fürsorge, der So-

lidarität, der Treue zu einem anderen Menschen leben, ist Eros beteiligt. Es ist die Liebe, die man auch Agape nennt. Liebe, die einfach da ist, frei und absichtslos geschenkte Liebe. Es ist eine Liebe, die nicht das Liebenswerte bevorzugt, sondern sich auch dem Unwürdigen und Bedürftigen zuwendet. Diese Liebe unterscheidet sich von einem puren Eros, bedarf aber zugleich auch der Unterstützung durch ihn. Wie muss man sich das vorstellen?
Eros wurde aus christlicher Sicht oft zu sehr einseitig mit Lust oder sexuellem Begehren in Zusammenhang gebracht. Das führte dazu, dass das Christentum, wie es Friedrich Nietzsche einmal formulierte, Eros vergiftete. Er starb zwar nicht daran, entartete aber zum Laster. Doch damit nicht genug. Da Eros als ein Laster abgelehnt wurde, trennte man Eros fein säuberlich von der Agape, der selbstlosen Liebe, um die Reinheit von Agape nicht zu beschmutzen. Damit standen sich aber Eros und Agape als Feinde gegenüber.

Eros und Agape

Selbst ein so weitsichtiger Theologe wie Karl Barth stellt einen Gegensatz zwischen Agape und Eros her, wenn er meint, Agape verhält sich zu Eros wie

Mozart zu Beethoven. Er will damit sagen: Der von ihm über alles geliebte Mozart, der für die Agape steht, ist von niemandem zu übertreffen. Auch nicht von Beethoven, den er mit Eros vergleicht. Ginge es nach ihm, wäre Mozart heiliggesprochen worden. Eine Ehre, die er nur der Agape, sprich Mozart, keinesfalls aber dem Eros, also Beethoven, zugesteht.
Für den Theologen Paul Tillich stellen Eros und Agape dagegen keine Gegensätze dar. Auch wird bei ihm die Agape nicht höher eingestuft als der Eros. Sie begegnen sich vielmehr auf Augenhöhe und bereichern sich gegenseitig. Eros ist nach seiner Überzeugung in Agape und Agape im Eros. Sie bereichern sich gegenseitig, und statt getrennte Wege zu gehen, ist es wünschenswert, dass sie Arm in Arm miteinander gehen. Ja, sie brauchen sich gegenseitig.
Auch wenn der Theologe Karl Barth der Agape den Vorzug gibt, wird er durch seine Liebe zu Mozart und seiner Musik unweigerlich auch mit seinem Eros in Berührung kommen. Karl Barth selbst gibt die Vorlage dazu, wenn er Mozart mit dem göttlichen Kind vergleicht, das sich in der Musik von Mozart uns mitteilt. Durch seine Musik fühlt sich das göttliche Kind in uns angesprochen. Das aber bleibt nicht ohne Wirkung auf unseren Eros, der dadurch in Wallung gerät und beflügelt wird. Thomas Merton kommentiert das augenzwinkernd: Auch wenn

Karl Barth auf der Seite von Agape steht, kratze ein wenig bei Barth und du wirst auf Mozart stoßen. Du wirst Eros bei ihm entdecken mit seinem göttlichen Verlangen. Jenen Eros, dem Paul Tillich eine göttlich-menschliche Kraft zuspricht.

Gehen Eros und Agape Arm in Arm miteinander, kann Eros Agape mit seiner Kraft, Sinnlichkeit und Freude durchtränken und dazu beitragen, dass sich Agape in ihrer ganzen Fülle entfalten kann. Agape trägt dafür Sorge, dass der andere und sein Wohlergehen nicht aus dem Blick geraten. Für die Umsetzung bedarf es aber der Kraft des Eros. Das gilt auch für die Verwirklichung des Liebesgebotes: „Du sollst den Herrn, deinen Gott, lieben, aus deinem ganzen Herzen, aus deinem ganzen Gemüt und mit all deiner Kraft“ (Lukas 10,27).

Neben der von der Agape ausgehenden guten Absicht und Bereitschaft, den anderen, Gott, zu lieben, braucht es die Kraft, das Feuer, die Begeisterung und die Leidenschaft des Eros, um zu der Hingabe zu gelangen, bei der ich mich dann auch tatsächlich hingebe. Vorbild dafür ist Gott selbst. Wenn Martin Luther Gott als einen glühenden Backofen voll leidenschaftlicher Liebe beschreibt, dann sind da Agape und Eros beteiligt, soll diese Liebe wirklich von der Erde bis zum Himmel reichen.

Wenn sich Eros und Agape miteinander verbinden,

kann Eros Agape in die Hingabe führen – die Hingabe an die Menschen und die Hingabe an Gott. Das geschieht in der christlichen Mystik, in der Menschliches und Göttliches sich begegnen, die beiden Gegenströme, der aufwärtsführende menschliche Strom, für den der Eros steht, und der abwärtsführende göttliche Liebesstrom, für den Agape steht, sich treffen[11]: bis hin zur mystischen Vereinigung mit dem Einem, Gott.

Hingabe und Ekstase

Liebe kennt viele Facetten. Einige wurden bereits genannt. Ein wichtiges Kennzeichen von Liebe ist schließlich auch Leidenschaft. Ich denke dabei natürlich auch an die sexuelle Leidenschaft, wenn sich Liebende im sexuellen Begehren und Erleben total hingeben. Doch wenn ich jemanden leidenschaftlich liebe, dann drückt sich das nicht nur im sexuellen Erleben aus, sondern auch im totalen Dasein für den anderen, dem Einsatz für ihn, die Sorge um ihn.

In der Entwicklungspsychologie spricht man von Generativität und versteht darunter die Fähigkeit, etwas zu tun, bei dem man nicht in erster Linie an sich denkt, sondern etwas für andere tut. Die einen tun das, indem sie Kinder zur Welt bringen und für ihr Aufwachsen und Wohlergehen Sorge tragen. Andere setzen sich in einer besonderen Weise für eine Sache, ein Projekt, für ihre Mitmenschen ein.
Aus der Fähigkeit zur Generativität erwächst dann auch die Fähigkeit zur Ekstase in der Erfahrung von Verschmelzung und Vereinigung. Dabei verschafft, so Bede Griffiths[13], die körperliche und emotionale Vereinigung allein nicht die Befriedigung, die in der sexuellen Begegnung gesucht wird. Es ist ein Sich-ganz-Hingeben. Diese Ganzhingabe vollzieht sich bei den einen in der sexuellen Begegnung mit einem Partner, bei anderen in der ekstatischen Begegnung mit der Natur oder in der Hingabe für andere Menschen. Entscheidend ist dabei, so Bede Griffiths, ein Erwecken und Erwachen unseres innersten Selbst, ein tieferes Erkennen und Entdecken unseres Selbst. Es ist eine Erfahrung, bei der wir tief in uns eine Liebe erfahren dürfen, die über ein körperliches Empfinden und emotionale Intimität hinausgeht. Wir entdecken dabei die „Kraft einer unendlichen Liebe, dann nämlich, wenn wir unsere menschlichen Möglichkeiten übersteigen und der

Präsenz des göttlichen Seins in uns gewahr werden. Das ist mystische Liebe, in der Menschliches und Göttliches sich treffen."[14]

Wenn uns in unseren innigen Beziehungen dieser Schritt zur Hingabe, das meint Fähigkeit zur Generativität, auch gelingt, wird sich das positiv auf unsere Beziehungen auswirken. Dazu bedarf es freilich eines Reifungsprozesses, bei dem wir ohne unser eigenes Wohlergehen und Vergnügen aus dem Blickfeld zu verlieren, dem Wohlergehen der anderen, mit denen wir leben, mindestens genau so viel und manchmal auch mehr Interesse entgegenbringen. Für Personen, die alleine leben, ist es wichtig, eine ihnen entsprechende Weise zu finden, etwas zu tun, das über sie und ihre kleine Welt hinausgeht, etwa in der Sorge und dem Einsatz für andere. Es ist genau das, was zum Beispiel ein Motiv für den Zölibat sein kann: die Bereitschaft und Fähigkeit, sich in besonderer Weise für jemanden oder für etwas einzusetzen, bei dem man sich selbst vergisst und über sich hinauswächst. Es ist die Bereitstellung unserer Energie, Sorge, Hingabe für andere, um so sich selbst zu transzendieren und jene Seite in sich zu entfalten, die zu ihrer Selbstverwirklichung und Menschwerdung gehört.

Mein Herz geben

Lasse ich die Kräfte in mir entfalten, die mit der Generativität einhergehen, bin ich in der Begegnung mit dem Menschen, den ich liebe, davon beseelt, ihm alles zu schenken, was ihm guttut. Ich möchte ihm mein Herz geben. „Denn wo dein Schatz ist, da ist auch dein Herz", heißt es im Neuen Testament bei Matthäus (6,21). Ich beherzige, was mir und denen, mit denen ich eine innige Beziehung unterhalte, guttut. In einer intimen Beziehung mit einem Menschen, den ich liebe, gebe ich ihm, meinem Schatz, was zu seiner und meiner Freude, Lust und Zufriedenheit beiträgt, was uns vielleicht wieder neu aufatmen, dankbar sein lässt. Das ist Hingabe. Eine Bewegung, die nach vorne geht, mit offener Haltung und ausgebreiteten Armen, nicht ängstlich vermeidend, ständig auf der Hut seiend, mich zurückziehend. In dieser offenen Haltung der Hingabe kann ich für den anderen da sein und zugleich mich ihm überlassen.

Lebenselixier

Du schenkst mir Lebendigkeit aus der Tiefe
Unter Deiner Berührung spüre ich
meine innersten Quellen sprudeln
Deiner Liebe kann ich mich ganz öffnen
und sein
die ich bin
In Dir bin ich geborgen
Du machst meine Seele satt
Dir zu begegnen ist Leben

Doris Reibert

Teil IV

Spiritualität und Sexualität

Er küsse mich mit dem Kusse
seines Mundes.
Hohelied 1,2

Ich suche den, den meine Seele liebt

Nach Platon wird jeder und jede von uns ins Leben hineingeworfen, ausgestattet mit der verrückten Vorstellung und Erwartung, in unserem Leben Gott zu schauen. Diese Sehnsucht spüre ich auch in den Worten des heiligen Augustinus: „Unruhig ist unser Herz, bis es ruhet in dir.“ Diese Sehnsucht lässt uns ruhelos bleiben, bis wir endlich angekommen sind. Es geht uns wie der Geliebten im Hohelied, die voller Sehnsucht spricht:

Des Nachts auf meinem Lager suchte ich ihn,
den meine Seele liebt.
Ich suchte ihn und fand ihn nicht.
Aufstehen will ich, die Stadt durchstreifen,
die Gassen und Plätze, ihn suchen,
den meine Seele liebt.
Ich suchte ihn und fand ihn nicht
Mich fanden die Wächter bei ihrer Runde
durch die Stadt.

Habt ihr ihn gesehen, den meine Seele liebt?
Kaum war ich an ihnen vorüber,
fand ich ihn, den meine Seele liebt.
Ich packte ihn und ließ ihn nicht mehr los

Hohelied 3,1-4

Ich bin davon überzeugt, dass wir ein Leben lang auf der Suche bleiben nach Gott, es in unserem Leben aber immer wieder Momente geben wird, in denen wir eine Ahnung davon bekommen, wie sich das anfühlt, endlich den gefunden zu haben, den unsere Seele liebt. Es gibt viele Möglichkeiten, um dahin zu kommen. Eine besteht darin, eine innige, tiefe, freundschaftliche Beziehung zu Gott oder auch zu Jesus zu pflegen. Dabei können uns unsere Befähigung zur Intimität, unser Eros und unsere Sexualität unterstützen.
Sehr eindrucksvoll beschreibt eine solche innige Beziehung zu Gott der Mystiker Wilhelm von Saint-Thierry[15]:

Wenn zwei sich zärtlich küssen, hauchen sie sich gegenseitig ihren Atem ein. Das ist wie ein Duft, von dem sie sich wunderbar durchdrungen fühlen. Spreche in deinem Herzen:

Nimm, Herr, den Atem meiner Seele ganz in dich auf.
Wende dich nicht von ihm ab.
Ich hauche ihn ganz in dich ein …
Und du hauche deinen Atem ganz in mich ein –
er duftet ja ganz nach dir –,
damit mein Atem von deinem Wohlgeruch erfüllt wird.

Ist das nicht eine wunderschöne Beschreibung einer lebendigen, innigen Beziehung zwischen Mensch und Gott, bei der der Atem Gottes mich ganz erfüllt? So nahe sind wir uns. Sie ist für mich genauso lebensnotwendig wie mein Atmen. Ohne sie bin ich unruhig und ständig auf der Suche nach dem, den meine Seele liebt. Diese Beziehung wird von der Dynamik am Leben erhalten und getragen, die für jede Beziehung die entscheidende Dynamik ausmacht: die Liebe.

„Er küsse mich mit dem Kusse seines Mundes“

Die wohl schönste Beschreibung des Verhältnisses zwischen Gott und den Menschen stellt das Hohelied dar. Es ist, so Papst Benedikt XVI., eine Quelle mystischer Erkenntnis und Erfahrung: „Ja, es gibt Vereinigung des Menschen mit Gott – der Urtraum des Menschen –, aber diese Vereinigung ist nicht Verschmelzen, Untergehen im namenlosen Ozean des Göttlichen, sondern eine Einheit, die Liebe schafft, in der beide – Gott und der Mensch – sie selbst bleiben und doch ganz eins werden."[16]

Früher dachte ich, das Hohelied sei nur allegorisch zu deuten, die erotischen und sexuellen Beschreibungen und Ausdeutungen seien lediglich als Bilder theologischer Aussagen zu verstehen. Inzwischen ist das Hohelied für mich ein hohes Lied auf die Liebe und Sexualität, die zwei Menschen miteinander verbindet. Es ist zugleich aber auch ein hohes Lied auf die innigste Liebe zwischen Mensch und Gott.

Das Hohelied leiht mir Worte für meine Liebe zu Gott. Es wird damit zum Gebet, in dem ich meine innigste Beziehung mit Gott besinge. Ich verleihe meiner Sehnsucht nach Gott Ausdruck, indem ich die Anfangsworte des Hoheliedes aufgreifend in meinem Herzen spreche: „Küsse mich mit dem Kusse deines Mundes." Ich kann daher Wilhelm Gössmann[17] nur zustimmen, wenn er schreibt, man könne diesen Anfang des Hoheliedes in die Worte fassen: „Vom Kusse seines Mundes trunken: Küssen ist Beten."

Eros und Spiritualität

Eine wichtige Triebfeder, die uns in die innigste Beziehung zu Menschen und zu Gott führen will, ist unser Eros. Er treibt uns an, den zu suchen, den unsere Seele liebt. Es ist jener Eros, der sich zwar nicht auf die Sexualität beschränken lässt, in unserer Sexualität aber voll zur Entfaltung kommen kann. So gesehen kann unsere Sexualität sich auch als eine Quelle unserer Spiritualität erweisen.

Ich kann es daher auch verstehen, dass manche Angst vor Eros, der Sexualität, dem Feuer haben, das von ihnen ausgeht, und es sich nicht vorstellen können, Eros und Sexualität mit ihrer Beziehung zu Gott in einen Zusammenhang zu bringen. Als Folge davon kommt ihre Sehnsucht nach dem, den unsere Seele liebt, sehr schnell an Grenzen. Was ihnen in ihrer Beziehung zu Gott fehlt, ist der Eros, das Feuer, die Glut. Es ist die Leidenschaft für Gott, eine Liebe, die so stark ist wie der Tod (vgl. Hohelied 8,6).

Ihnen geht es wie jenem Mann, der sich anschickte, Hufschmied zu werden und sich alles besorgte, was man dafür braucht: Hammer, Ambos, Blasebalg. Was er aber vergaß, war das Feuer, mit dem er das Eisen zum Glühen bringen konnte, um es dehnbar zu machen und verändern zu können.

Jeder und jede von uns hat seine Vorlieben. So mag jemand auch in seiner Beziehung zu Gott es bevorzugen, wenn diese Beziehung eher nüchtern ist. Ein anderer kommt Gott näher durch intellektuelle Erkenntnis oder mithilfe eines intensiven, aus seiner Tiefe heraus gespeisten Gebetslebens. Die Erfahrung von Angst, das Ertragen von Leid und Schmerz können dazu beitragen, den, den unsere Seele liebt, innig, also wirklich inwendig zu erfahren.
Solche Erfahrungen müssen nicht weniger wertvoll und erfüllend sein als eine Gottesbeziehung, in der unser Eros als eine treibende Kraft zu spüren ist und die wir als eine leidenschaftliche Beziehung erleben. Wollen wir aber eine solche leidenschaftliche Beziehung zu Gott, dürfen wir das Feuer nicht vergessen. Dieses Feuer steht uns zur Verfügung, wenn wir Eros und damit einhergehend unsere Sexualität nicht als Feinde unserer Spiritualität betrachten, sondern eine positive Einstellung zu Eros, der Erfahrung von Lust und unserer Sexualität haben.

„Entflammt von Liebessehnen“

Ein Beispiel für eine solche leidenschaftliche Beziehung zu Gott ist für mich das Liebesgedicht des Mystikers Johannes vom Kreuz[18] *Die dunkle Nacht des Geistes, der Sinne und der Seele.* Darin beschreibt er die Begegnung mit Gott mit den Worten einer menschlichen Liebesbeziehung. Da heißt es:

In einer dunklen Nacht,
entflammt von Liebessehnen,
o seliges Geschick!
Entfloh ich unbemerkt,
da nun mein Haus in Ruhe lag.

O Nacht, die mich lenkte!
O Nacht, holder als das Frührot!
O Nacht, die den Geliebten
mit der Geliebten vereinte,
die Geliebte in den Geliebten wandelte.

An meiner blühenden Brust,
die für ihn sich ganz bewahrte,
dort schlief er ein,
und ich schenkte mich ihm,
und die Zedern fächelten im Wind.

So blieb ich und vergaß mich selbst,
neigte das Antlitz über den Geliebten.
Alles erlosch, ich gab mich auf,
ließ meine Sorge fahren,
vergessen unter Lilien.

Mir zeigt dieser Text, dass viele Mystikerinnen und Mystiker ihre Gottesbegegnung nicht weniger sinnlich erlebt haben als Liebespartner ihre sexuelle Begegnung. Beide, die Mystikerinnen und die Liebespartner, machen sinnliche und spirituelle Erfahrungen zugleich. Zumindest dann, wenn sie offen sind für solche Erfahrungen, sie so für sich erleben und deuten. Ja, man kann dann sogar so weit gehen zu sagen, sie sind Liebespartnerinn und Mystiker zugleich.

Die Intimität, Zärtlichkeit, Ekstase, die Liebespartner in der sexuellen Begegnung erleben, transzendieren die gewohnte Umgebung. Sie gewähren ihnen die Erfahrung höchster Freude. Die Liebenden machen eine Gipfelerfahrung, bei der sie außer sich geraten und gerade dadurch etwas erfahren, spüren, was ihnen sonst vorenthalten bleibt. Das kann für jene, die dafür offen sind, so weit gehen, dass sie in diesem ekstatischen Erleben auch eine Gotteserfahrung machen. Sie meinen für einen Moment, das Absolute zu berühren und in einen Bereich einzutreten, der ihnen sonst verschlossen bleibt.

Hautnah

Mein Gott
in mir ist eine tiefe Sehnsucht nach Dir
als Haut
die ich spüren kann
als Augen
die mich spiegeln
als Hände
die mich zärtlich halten
als Arme
die mich wärmend umfangen
als Worte
die mir Deine Liebe zusprechen
Wie sonst kann ich Dich erfassen
ohne das Fassbare?
Wie kann ich Dir begegnen
ohne die menschlichen Zeichen der Liebe?
Meine ungestillte Sehnsucht -
ich halte sie Dir hin
mein Gott
und warte –
warte auf Dich –
warte auf die Begegnung mit Dir –
hautnah –

Doris Reibert

Vom Geschmack des Göttlichen

Ich bin davon überzeugt, dass es eine Bereicherung unserer Spiritualität ist, wenn wir in unserer Beziehung zu Gott unseren Eros zulassen. Daher sollten wir die Türen unseres Herzen für ihn öffnen. Unser Eros kann uns dann dabei unterstützen, eine lebendige, sinnenfrohe Beziehung zu Gott herzustellen, die eine abstrakte Theologie, ein Glaube, der sich darauf beschränkt, an bestimmte Wahrheiten zu glauben, nicht herzustellen vermag.
Lassen wir Eros zu, dann lassen wir mit ihm auch unsere Sehnsucht nach Gott zu. Wir können unser Verlangen und Sehnen nach Gott leidenschaftlich zum Ausdruck bringen. Also so, dass wir das, was wir beten, nicht nur mit den Lippen sprechen, sondern leidenschaftlich, so wie wir es kennen, wenn wir es gegenüber einem Menschen, den wir über alles lieben, sagen und empfinden. Mir fällt als Beispiel Psalm 63 ein. Ich kann das, was da gesagt wird, einfach dahersagen. Oder aber ich kann, wenn ich ihn bete, meine ganze Leidenschaft hineinlegen. Dann aber wird mir vermutlich erst so richtig bewusst, was da steht, und ich merke, dass ich gar nicht anders kann, als in die direkte Beziehung zu Gott zu treten, wenn ich meine ganze Leidenschaft auf Gott hin zulasse. Da heißt es doch tatsächlich:

Gott, du bist mein Gott,
früh erwache ich zu dir,
es dürstet meine Seele nach dir;
mein Fleisch verlangt nach dir
in einem trockenen und dürren Lande,
da kein Wasser ist.

Wenn meine Seele nach Gott dürstet und mein Fleisch nach Gott verlangt, sehne ich mich so sehr nach Gott, wie ich mich nach dem Menschen sehne, den ich über alles liebe. Ich mache dabei eine Erfahrung, die mich, so Papst Benedikt XVI.[19], „etwas vom Geschmack des Göttlichen spüren lässt".

„Dir nahe zu sein ist mein Glück"

An Deinem Herzen
(mein Gott)
komme ich zur Ruhe
Tiefes Aufatmen
Da Sein
Alle Last fällt von mir ab
Bewegung kommt in die tiefen Schichten
meiner Seele
Die Grundwasserströme
beginnen neu zu fließen
hin zu Dir

Unbändige Freude erfasst mich
Nahe an Deinem Herzen
erfahre ich tiefes Glück
Dir nahe zu sein
ist mein Glück
DU bist mein Glück

Doris Reibert

Ich bin zutiefst ergriffen und bekomme eine Ahnung von dem, was es heißt, vom Heiligen berührt zu werden, das ganz andere, das Numinose zu erfahren. Ich mache die Erfahrung, so Benedikt XVI.[20], „dass Liebe irgendwie mit dem Göttlichen zu tun hat. Sie verlangt Unendlichkeit, Ewigkeit – das Größere und ganz andere gegenüber dem Alltag unseres Daseins."

Das Herz unseres Geheimnisses

Das Größere und ganz andere gegenüber dem Alltag, das wir im sexuellen Beisammensein, in der mystischen Begegnung mit Gott erfahren dürfen, macht uns sensibel für das Geheimnisvolle.
Wir treten ein in etwas Geheimnisvolles, das wir hoffentlich nie ganz entschlüsseln werden. Denn

auch wenn Wissbegierde von großem Nutzen sein kann, sollte das nicht dazu führen, in allen Bereichen unseres Lebens das letzte Geheimnis lüften und entzaubern zu wollen.
Ich habe versucht, das Geheimnis von Sexualität und Spiritualität etwas zu lüften, und ich hoffe, es ist mir gelungen. Zugleich ist mir bewusst, dass es gar nicht möglich ist, dieses Geheimnis ganz zu lüften und ich auch gar kein Interesse daran habe.
Ich halte es hier mit Martin Buber[21], der im Vorwort seines Buches *Ekstatische Konfessionen* aus William Shakespeares Hamlet zitierend meint: „Ich bin die dunkle Seite des Mondes; ihr wisset um mein Dasein, aber was ihr für die helle festsetzt, gilt für mich nicht. Ich bin der Rest der Gleichung, der nicht aufgeht; ihr mögt mich mit einem Zeichen belegen, aber auflösen könnt ihr mich nicht. You would pluck out the heart of my mystery?"
Ja, wir würden das Herz unseres Geheimnisses herausreißen, wenn wir meinten, alles durchleuchten und erklären zu müssen. Es ist gut, dass es Erfahrungen in unserem Leben gibt, die im Dunkeln bleiben, die wir nicht mit einem grellen Neonlicht ausleuchten, sondern in einem kerzenlichtdämmrigen „Rembrandt-Licht" belassen. Das, so der irische Dichter John O'Donohue, lässt den Dingen mit seinen warmen goldbraunen Tönen das Geheimnisvolle und

beschert uns gerade deswegen einen wahren Eindruck ihrer Tiefe.
Einmal ist es eine einzigartige Begegnung, die uns verzaubert zurücklässt. Dann handelt es sich um eine sexuelle Erfahrung, die uns aus uns heraustreten lässt. Oder es geht um eine religiöse Erfahrung, bei der wir nur staunen und innerlich ergriffen sein können. Dann gibt es Stimmungen, Erlebnisse, die für uns etwas Erhabenes, Numinoses, Geheimnisvolles haben. Erfahrungen, die ich einfach nur erleben will.
Numinos ist das richtige Wort, um zu beschreiben, was ich in diesem Moment erfahre. Etwas, das man nicht mit den sonst üblichen Begriffen beschreiben oder gar fassen kann. Es ist eine Erfahrung, die über die üblichen Erfahrungen hinausgeht. Numinos steht für das ganz andere, das Heilige, das zu erfahren bei mir ein feierliches, erhabenes Gefühl auslöst. Dieses Gefühl erhebt mich, auch weil es sich von den alltäglichen Gefühlen abhebt.
Wir sind geneigt, solche Erfahrungen auf den sakralen Bereich zu beschränken oder erwarten sie vornehmlich dort. Wer aber schon einmal die Atmosphäre in einem Fußballstadion erlebt hat, wenn zum Beispiel die Nationalhymne abgespielt wird, weiß davon zu berichten, wie ganz anders, also numinos, dieser Moment von den Anwesenden erlebt

werden kann. Da kommt eine Stimmung auf, bei der man eine Gänsehaut bekommt.
Es würde uns etwas Entscheidendes fehlen, müssten wir auf solche Erfahrungen verzichten. Diese Erfahrungen erinnern uns daran, dass es Dinge gibt, die im Dunkeln bleiben, die wir nicht ganz erklären können, die man am besten auch einfach geschehen lässt und auf sich wirken lässt, statt zu versuchen, sie zu erklären, da in diesem Moment ihre Wirkung verpufft.

In die Welt des Geheimnisvollen eintauchen

Sind wir davon überzeugt, dass es diese Welt des Geheimnisvollen gibt, können wir versuchen, in diese Welt einzutauchen, uns mit ihr zu verbinden, sodass wir uns als Teil von ihr erleben. Wir bekommen dann auch eine Ahnung davon, was das meint, mitten im Leben an das Grenzenlose angeschlossen zu sein.
Für mich ist daher das Einüben in diese Wachheit für das Grenzenlose und Geheimnisvolle von zentraler Bedeutung. Zeiten der Stille, ein Sich-Versenken in der Meditation oder Kontemplation können uns dabei unterstützen. Aber auch Erfahrungen, die wir im sexuellen Erleben miteinander machen

dürfen, können in uns die Wachheit für das Grenzenlose wecken und dazu beitragen, für Momente die Erfahrung zu machen, an das Grenzenlose angeschlossen zu sein.
Wenn wir Sexualität und Spiritualität nicht länger voneinander trennen, sondern sie Arm in Arm miteinander gehen, erleben wir unsere Sexualität inniger, weiter, ganzheitlicher und vielleicht auch erfüllender. Unsere Spiritualität wird dadurch lebendiger, sinnenfroher, leidenschaftlicher. Unsere Spiritualität und unsere Sexualität kennen dann auch Momente tiefen Ergriffenseins, in denen wir die geheimnisvolle, uns übersteigende Erfahrung der Begegnung mit dem ganz anderen, dem Numinosen, und schließlich mit dem EINEN, Gott, machen dürfen. Wir tauchen mehr als sonst ein in die Welt des Geheimnisvollen und lassen uns dabei von DEM Geheimnisvollen selbst berühren und von der Kraft, die dabei von IHM ausgeht, mitnehmen. Dann wenden wir uns so erfüllt und gestärkt der Welt außerhalb von uns zu, in der wir leben und arbeiten. Diese Alltagswelt tickt oft anders als die Welt des Geheimnisvollen. Wir begegnen ihr aber gelassener, wenn wir in Berührung und in Kontakt mit dem Geheimnisvollen sind; unsere Erlebnisse sind tiefer und unsere Erfahrungen erfüllter.

Lust auf Gott

Das aber setzt voraus, dass wir unsere Sexualität als ein Geschenk, ja, als eines der schönsten Geschenke sehen, die Gott uns Menschen gemacht hat. Dieses Geschenk erfahren wir in der zärtlichen Begegnung mit einem Menschen, den wir lieben, in der ekstatischen Erfahrung eines sexuellen Höhepunktes, in numinosen Erfahrungen der Gottesbegegnung.
Wenn wir aber unsere Sexualität als ein Geschenk Gottes erachten, mit dem wir unser Leben verschönern möchten, legen wir Wert darauf, dass unsere Sexualität zur Bereicherung unseres Lebens beiträgt, sie unser Leben durchdringt und durchstrahlt. Unsere Sexualität wird dann zu einem Bindeglied, das uns uns selbst, dem Menschen, den wir lieben, und Gott näherbringt und uns miteinander verbindet. Sehr schön drückt das für mich Novalis[22] in folgendem Gedicht aus:

Leiser Wünsche süßes Plaudern
Hören wir allein, und schauen
Immerdar in selge Augen,
Schmecken nichts als Mund und Kuss.
Alles, was wir nur berühren
Wird zu heißen Balsamfrüchten

Wird zu weichen zarten Brüsten,
Opfer kühner Lust.

Immer wächst und blüht Verlangen
Am Geliebten festzuhangen,
Ihn im Innern zu empfangen,
Eins mit ihm zu seyn,
Seinem Durste nicht zu wehren,
Sich im Wechsel zu verzehren,
Von einander sich zu nähren,
Von einander nur allein.

Und in dieser Flut ergießen
Wir uns auf geheime Weise
In den Ozean des Lebens
Tief in Gott hinein.

Der Mystiker Francisco de Osuna spricht vom spirituellen Geschmack oder dem Geschmack an Gott. Wissen von Gott geschieht nach Osuna nicht durch Wissen im Sinne von kennen, sondern durch schmecken, vor allem durch die Freuden des spirituellen Schmeckens, des spirituellen Vergnügens. So gesehen können sinnliche Erfahrungen dazu beitragen, Geschmack auf Gott, Lust auf Gott zu bekommen.

Anmerkungen

1 Der vorliegende Text ist eine Überarbeitung eines Vortrages mit dem Titel: „Kann denn Liebe Sünde sein?“, den ich am 30. September 2019 im Rahmen einer Veranstaltungsreihe des St. Benno-Gymnasiums Dresden gehalten habe. Manche der darin geäußerten Gedanken habe ich an anderer Stelle ausführlicher behandelt, z. B. in: Wunibald Müller: Küssen ist beten. Sexualität als Quelle der Spiritualität, Mainz 2003; Wunibald Müller: Für immer – geht das, Münsterscharzach 2015; Wunibald Müller: Warum ich dennoch in der Kirche bleibe, München 2016; Wunibald Müller: Der Letzte macht das Licht aus? Lust auf morgen in der Kirche, Würzburg 2017.

2 Vgl. Eberhard Schockenhof: „Die Frage nach der Zäsur. Studientag zu übergreifenden Fragen, die sich gegenwärtig stellen“, Vortrag auf dem Studientag zur Frühjahrs-Vollversammlung der Deutschen Bischofskonferenz am 13. März 2013 in Lingen, Pressemitteilungen der Deutschen Bischofskonferenz vom 13. 3. 2019.

3 Volkmar Sigusch: Sexualitäten. Eine kritische Theorie in 99 Fragmenten, Frankfurt 2013.

4 Volker Sigusch 2013, 527.

5 Vgl. Henri Nouwen: The Self-Availability of the Homosexual, in: Overholter (ed.): Is Gay Good? Philadelphia 1971, 210.

6 Vgl. Evelyn und James Whitehead: A Sense of Sexuality, New York 1989.

7 Christian Feldmann: Hildegard von Bingen. Nonne und Genie, Freiburg 2008, 142.

8 Vgl. Stephan Goertz: Sexueller Missbrauch und katholische Sexualmoral. Mutmaßliche Zusammenhänge, in: Magnus Striet/Rita Werden (Hg.): Unheilige Theologie. Analysen angesichts sexueller Gewalt gegen Minderjährige durch Priester, Freiburg 2019, S.106–139, 110; siehe auch: Konrad Hilpert (Hg.): Zukunftshorizonte katholischer Sexualethik, Freiburg 2011.

9 Vgl. https://w2.vatican.va/content/francesco/de/speeches/

2013/july/documents/papa-francesco_20130728_gmg-conferenza-stampa.html. Siehe auch: Stephan Goertz (Hg.): „Wer bin ich, *ihn* zu verurteilen?“ Homosexualität und katholische Kirche, Freiburg 2015.

10 Adolf Köberle/Meinrad Bumiller: Gott alles in allem. Ausblick auf Versöhnung von Eros und Agape, Freiburg 1986,12.

11 Vgl. Walter Schubart: Religion und Eros, München 1989,136f.

12 Vgl. Walther H. Lechler, in: Kornelius Roth: Sexsucht. Krankheit oder Trauma im Verborgenen, Berlin 2010, 14.

13 Vgl. Bede Griffiths: Die Hochzeit von Ost und West. Hoffnung für die Menschheit, Salzburg 1983.

14 Vgl. Griffiths 1983, 96.

15 Diers, Michaela (Hg.): Mystik – Ein Lesebuch für Nachdenkliche, München 2002.

16 Benedikt XVI.: Deus caritas est. Gott ist die Liebe, Enzyklika, Augsburg 2006, S. 24.

17 Wilhelm Gössmann· in: Christ in der Gegenwart, Freiburg 1998, S. 325.

18 Johannes vom Kreuz: Die dunkle Nacht und die Gedichte, Freiburg 1992.

19 Benedikt XVI., 2006, 13.

20 Benedikt XVI., 2006, 20f.

21 Martin Buber: Ekstatische Konfessionen, Leipzig 1923.

22 Novalis: Über die Liebe, ausgew. v. Gerhard Schulz, Frankfurt a.M. 2001, 210f.

Weiterführende Literatur

Anselm Grün/Gerhard Riedl: Mystik und Eros, Münsterschwarzach 1993.

Joachim Negel: Freundschaft. Von der Vielfalt und Tiefe einer Lebensform, Freiburg 2020.

Pierre Stutz: Deine Küsse verzaubern mich. Liebe und Leidenschaft als spirituelle Quellen, München 2012.